AF296399

CONSIDÉRATIONS

SUR L'ADMINISTRATION

DES EAUX MINERALES

DE GRAMAT,

ET

OBSERVATIONS

FAITES

Par G. BARAS,

Médecin-Inspecteur de la Source,

RÉSIDANT A SABADEL, DÉPARTEMENT DU LOT.

CAHORS,

DE L'IMPRIMERIE DE COMBARIEU,

Imprimeur de la Préfecture.

CONSIDÉRATIONS

SUR L'ADMINISTRATION

DES EAUX MINÉRALES

DE GRAMAT.

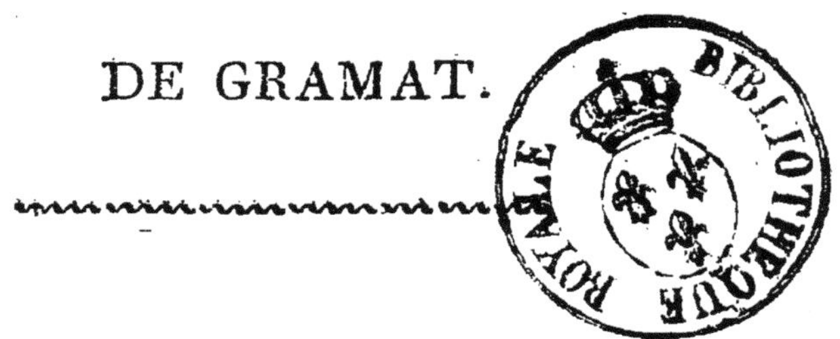

Depuis la publication de l'Analyse des Eaux minérales de Gramat, par le célèbre Chimiste, M. VAUQUELIN, communiquée à la Faculté de Médecine de Paris; depuis la publication des travaux de cette savante Société, sur le même objet, de son rapport sur leurs vertus médicales, et la détermination des maladies qui nécessitent leur emploi, quatre cens malades ont été reçus à l'établissement qui a été formé sous l'autorisation de Son Excellence le Ministre de l'intérieur.

J'ai recueilli plusieurs faits dignes de fixer l'attention des médecins. Les succès que j'ai obtenus doivent dissiper leurs doutes, et assurent, pour toujours, à la source de Gramat, son action bienfesante dans un très-grand nombre de maladies chroniques.

PREMIÈRE OBSERVATION.

Fièvre intermittente, avec obstruction de la rate.

Le nommé Lapergue, cultivateur de Sauliac, canton de Lauzès, département du Lot, âgé de 21 ans, d'un tempérament pituiteux, s'est présenté aux Eaux Minérales le 8 août dernier. Ce jeune homme rapporte qu'à différentes époques, pendant 1820, il a éprouvé les fièvres d'accès sous divers types, et dont il a été délivré plusieurs fois par les soins de M. le docteur Célières; mais que les rechutes de la fièvre sont faciles, qu'il éprouve une pesanteur et une douleur obtuse dans l'hypochondre gauche, qu'il est sans appétit, très-faible, habituellement constipé, et qu'il a le ventre gros; que ses urines sont peu copieuses et parfaitement décolorées ; sa figure est bouffie, et le soir les jambes sont œdématiées. La fièvre quotidiène sévit avec véhémence ; le malade reste alité pendant la durée des accès.

C'est dans cette imminence de cacochimie que le fébricitant s'est livré à l'usage des Eaux Minérales, à la dose d'un litre. En trois prises dans la matinée, elle a été portée successivement à deux. L'effet de ce remède a été aussi prompt qu'inattendu, vu le volume de la rate qui occupait tout l'hypochondre et partie de la région ombilicale.

Le quatrième jour des eaux, le malade a poussé des selles copieuses d'un jaune foncé. Dans la suite les

(5)

matières ont été souvent noires et poisseuses, et les
urines abondantes.

Le seizième jour les accès ont cessé, et après le
trentième l'obstruction des viscères était entièrement
détruite, car le mésentère était aussi engoué. Les forces
de cet individu se sont successivement rétablies, et
l'appétit est devenu meilleur de jour en jour, pendant
les eaux. Le 15 septembre Lapergue jouissait d'une
bonne santé, et reprit ses travaux.

DEUXIÈME OBSERVATION.

Fièvre gastrique intermittente.

Le fils de Gatorze, garçon forgeron, originaire de
la ville de Gramat, restant à St.-Ceré depuis quelque
tems, âgé de vingt ans, très-robuste d'ailleurs, fut
pris de fièvre aigue le 23 août dernier. Cette maladie
affecta le type remittent, jusqu'au huitième jour,
auquel par les évacuations des premières voies, la fièvre
devint intermittente tierce. Pendant les accès, le malade
éprouvait une vive chaleur, beaucoup d'anxiété, et
une douleur de tête insupportable, accompagnée d'un
accablement alarmant, si la nature des symptômes
pris de l'état des forces vitales, ne m'eût rassuré sur
le caractère de la maladie de cet individu ; les boissons
nitrées, la limonade, les anti-spamodiques, les vomitifs,
les purgatifs et les amers lui avaient été administrés ;
toutefois, la fièvre persistait, malgré tous ces
divers moyens méthodiquement employés, et tout
nous fesait craindre une maladie chronique, assez
familière à cette saison de l'année.

L'anorexie qui se soutenait malgré les évacuations alvines qui avaient eu lieu, la chaleur âcre, pendant les accès, et la couleur ictérique de la peau, signalaient une affection bilieuse profondément établie dans tout le système, contre laquelle les eaux minérales devaient lutter avec succès. Elles convenaient comme tempérantes et comme toniques. Les forces du malade, considérablement abattues par l'intensité de la maladie, semblaient devoir faire recourir à l'usage du kinkina, dont l'effet aurait pu déterminer des engorgemens viscéraux, et cimenter une affection chronique difficile à vaincre.

Les eaux de la source minérale obvièrent à ces inconvéniens, et remplirent parfaitement les indications que présentait l'état de maladie du fébricitant. Les redoublemens quotidiens, car tel était le type de la fièvre au 20 septembre, paraissaient à huit heures du soir, et l'apyrexie était parfaite à quatre heures du matin ; nous profitions de la matinée pour lui faire boire les eaux, dont la dose ne fut jamais moindre d'un litre et fut portée jusqu'à trois en trois prises. Nous les faisions dégourdir un peu au bain de sable (1).

____

(1) Je dois faire remarquer que cette précaution est absolument nécessaire pour toutes les personnes irritables, où chez lesquelles le ton des organes gastriques prédomine sur les forces organiques des autres systèmes ; les évacuations alvines furent plus copieuses, moins aqueuses, et les malades prévenaient un sentiment de réplétion fort désagréable, lorsqu'avant de les boire, on donnait le tems à l'eau d'être réchauffée soit par le soleil, ou le bain de sable que nous avions disposé à cet égard.

Les premiers jours de leur emploi , le malade vomit des matières bilieuses ; il poussa aussi plusieurs selles de même nature , dont le nombre , augmentant , tous les jours , se porta jusqu'à dix dans la matinée Les urines étaient abondantes et moins rouges. La chaleur fébrile et la couleur jaune de la peau s'amendaient sensiblement de jour en jour ; le malade recouvra l'appétit, et au douzième jour , les accès furent complètement détruits. Au 25 octobre, Gatorze reprit son métier.

TROISIÈME OBSERVATION.

Fièvre intermitente tierce gastrique bilioso-vermineuse.

Sudres , jardinier , du quartier St. Pierre de cette ville, habitant le rez-de-chaussée d'une maison malsaine, fut atteint de fièvre aigue avec céphalagie sus-orbitaire , accompagnée de beaucoup d'anxiété, d'insomnie et de rêves pénibles, pour peu qu'il fût assoupi ; on remarquait aussi des soubresauts ; des tendons. Le pouls plein , fréquent et dur , était parfois intermittent ; la figure était rouge, la soif inextinguible et la chaleur insupportable.

Les sang-sues aux malléoles , les boissons nitrées, les amandés, la limonade, quelques anti-spasmodiques, les pédiluves répétés et les sinapismes modérèrent l'intensité des symptômes , en produisant, au quatrième jour de la maladie , une détente qui permit l'administration d'un éméto-cathartique. Ce remède produisit de copieuses évacuations par les deux voies :

on vit beaucoup de vers lombricaux et quantité de bile; le septième jour, la turgescence inférieure nous décida à faire prendre un minoratif qui fit merveille. La fièvre devint alors tierce, et malgré les moyens appropriés, elle prenait un caractère opiniâtre. Voulant, toutefois, nous abstenir du quinquina, nous fîmes passer Sudrés à l'usage des eaux minérales le 2 septembre, et nous eûmes beaucoup à nous en féliciter, puisque, indépendamment des évacuations alvines qui furent très-copieuses, les urines coulèrent abondamment, l'appétit fut meilleur; la bouche ne fut plus amère, et la fièvre disparut, pour la dernière fois, le 15 septembre.

Je pourrais multiplier les observations de ce genre; mais le tems et les expériences des médecins de bonne foi seront plus concluantes que tout ce que j'en dirais : toutefois j'aime à croire que ces eaux agissent spécifiquement par l'acide carbonique dont elles sont surchargées, sur la cause qui règle le retour périodique des fièvres d'accès bénignes, spécialement fixée sur les organes gastriques, d'après le témoignage du célèbre *Witth*, médecin anglais, et que *Van-SVieten* place dans une disposition indéterminée du genre nerveux. L'acide carbonique jouit en effet d'une vertu éminemment calmante, puisqu'il porte une action foudroyante sur le principe de l'irritabilité, l'éteint spontanément, si les parties vivantes restent soumises un seul instant à l'influence isolée de ce gaz, ainsi que l'a expérimenté l'abbé *Spallanzani* et autres célèbres observateurs : cet acide peut donc agir en rompant le spasme qui détermine le retour fébrile et favoriser le rappel des forces toniques. Tels sont les effets obtenus par l'antiémétique de *Rivière* dans quelques cas de ce genre. Les eaux de la source déterminent un état d'ivresse qui devient quelquefois incommode ; mais je n'ai rien remarqué de sinistre de ce phénomène ; l'air frais a été le seul moyen que j'ai proposé aux personnes frappées de ce petit accident. Ce phénomène tient essentiellement aux émanations de l'acide carbonique et de son influence sur l'origine des nerfs.

Je dois faire observer que l'usage des eaux minérales de Gramat est subordonné aux principes généraux consacrés par les praticiens observateurs, soit dans le traitement des fièvres intermittentes ou des affections organiques, à la nature desquelles il faut apporter une attention particulière, dans le cas d'obstruction des viscères avec appareil inflammatoire chronique par exemple ; les eaux de cette source aggraveraient cet état morbifique des organes. J'ai remarqué des irritations considérables de l'estomac ou des intestins, chez des malades dont l'indisposition, qui les amenait aux eaux, était le résultat de l'engorgement sanguin ou de l'irritation spéciale d'un ou de plusieurs viscères abdominaux. Il faut même dans les complications d'embarras muqueux, ou par atonie, avec cet état phlogistique latent, réduire les phénomènes inflammatoires ou d'irritation, par les saignées, les délayans, les anti-spasmodiques, etc., avant de passer au traitement de l'obstruction muqueuse ou atonique, par les eaux de l'établissement ; il est résulté de cette omission des accidens pénibles qui nous forcèrent à faire suspendre ce remède chez une dame dont la maladie était le reliquat d'une ancienne diathèse laiteuse, portée sur les glandes mésentériques : des douleurs intestinales, accompagnées d'un flux sanguinolant, nécessitèrent l'emploi du petit lait, des bains, de l'eau de veau, et l'application des sangsues. Cette Dame avait cessé de voir depuis deux ans.

L'irritation ainsi vaincue, nous pûmes recourir de nouveau aux eaux dont l'effet ne fut pas équivoque ; car cette intéressante malade qui, jouissait depuis plus de quinze ans d'une santé détériorée, ayant bu les eaux pendant vingt-six jours, rentra chez elle en très-bon état.

QUATRIÈME OBSERVATION.

Engorgement de la matrice compliqué de fleurs blanches.

Madame de........., originaire d'une des communes du canton de Beaulieu, département de la Corrèze, âgée de trente-cinq ans, d'un tempérament pituiteux, et stérile, souffrait depuis près de cinq ans de la région hypogastrique. Malgré que ses purgations lunaires n'eussent jamais éprouvé aucun dérangement notable, on distinguait deux points de l'organe utérin sensiblement engorgés et douloureux, par le tact. Elle était sujette à des flueurs blanches très-abondantes, dont la couleur variée et le caractère corrosif des humeurs firent soupçonner aux hommes de l'art consultés, malgré l'assurance contraire de la malade, que la maladie de l'utérus était une séphilis, contre laquelle le traitement spécifique avait été employé en plusieurs reprises durant six mois, sans d'autre résulta

que l'exaspération de la douleur utérine et un écoulement de matière verdâtre ou jaunâtre. Alors les forces
de la malade furent altérées ainsi que son embonpoint;
la chaleur de l'intérieur de la paume des mains annonçait la tendance à la fièvre lente à laquelle cette dame
aurait prochainement succombé , si on eût insisté
d'avantage sur des moyens aussi dangereux. A combien
de maux l'exposa une prévention aussi injuste , qui
l'accusait d'être aussi peu constante dans ses goûts que
peu délicate dans son choix !

. Fatiguée de tant de remèdes pernicieux , elle se
rendit aux eaux de Gramat le 24 août, où honoré de
sa confiance, je reconnus l'existence d'un engorgement
muqueux de l'utérus, à la guérison duquel les eaux de
la source me parurent convenir: en effet, notre attente
fut remplie , et après dix-huit jours de leur usage , la
perte muqueuse diminua sensiblément, ainsi que la
tumeur douloureuse de la matrice.

Les selles furent copieuses ; elles entraînèrent beaucoup de glaires; la chaleur interne disparut ; l'appétit
se rétablissait de jour en jour , et les forces augmen-
tèrent progressivement. Cette dame m'a écrit , à la
date du 4 octobre, « qu'elle se félicite d'avoir eu recours
« à ce remède aussi simple que bienfesant , et qu'elle
« espère guérir radicalement à la saison prochaine des
« Eaux. »

CINQUIÈME OBSERVATION.

Obstruction des glandes du mésentère ,
compliquée d'inflammation chronique.

Guillaume Peyraunenc, de Cousou, canton de Gra

mat (Lot) , âgé de 22 ans , de faible complexion ;
brassier , indigent , admis au traitement gratuit , rapporte que sa maladie qui se déclara il y a environ trois
ans , s'était préparée lentement , et débuta par des
douleurs d'estomac et des intestins fort intenses , aux-
quelles on opposa les bains et les délayans ; mais que
ses douleurs n'ont pas cessé ; le mal sévit par reprises
et fort irrégulièrement : il est sujet aux vents , aux
aigreurs d'estomac , à la diarrhée , à un sentiment de
plénitude ; au moindre aliment qu'il prend , son ventre est dur , tendu et plus gros qu'il ne l'était avant sa
maladie .

C'est dans un état presque de marasme que M. le
maire de sa commune le fit transporter à Gramat le
22 août. L'exploration de l'abdomen me fit remarquer
diverses bosselures douloureuses et de nombreux points
du mésentère durs et engorgés.

La chaleur interne , la soif vive , la langue rouge ,
l'exaspération de la douleur par le tact et le gonflement
des parties contenues dans la capacité abdominale ,
annonçaient une complication phlogistique des mem-
branes de quelques-uns des viscères abdominaux , contre laquelle les saignées et les boissons gommées furent
employées. La détente qui arriva par suite de ce traitement préliminaire , nous facilita la connaissance
plus précise de l'état morbifique du mésentère. Les
eaux minérales furent ensuite prescrites au malade , à
la dose de six jusqu'à douze grands verres dans la matinée. Il résulta , de leur administration , des selles
copieuses , très-poisseuses et de couleur grisâtre. Au
bout d'un mois de l'emploi de ce remède , le malade

fut parfaitement guéri de sa maladie mésentérique ,
que les médecins du pays avaient cru incurable (1).

SIXIÈME OBSERVATION.

Empâtement du foie , avec affection bilieuse gastrique.

Raffi , peigneur de laine , de Cousou , âgé de 54 ans,
très-robuste et violent par caractère, dans l'habitude de
boire beaucoup de vin, souffrait, depuis 2 mois, d'une
gastrodinie , accompagnée de diarrhée et d'anorexie ;
il était d'une couleur safranée dans l'habitude du corps;
ses urines étaient rouges ; il maigrissait sensiblement
et était privé de sommeil ; il me fut apporté à la
fontaine dans la matinée du 27 août. Le malade était
sans fièvre ; il avait la bouche amère , depuis le com-
mencement de la maladie ; la langue était d'un enduit

---

[1] C'est avec plaisir qu'on rappelle ici les dispositions des
articles 6 du numéro 227 et 2 du numéro 229 du Recueil
Administratif, en vertu desquels MM. Mejecaje, propriétaire
de la Source Minérale, et le Médecin Inspecteur ont fait connaître qu'ils s'engagent annuellement à loger, nourrir et trai-
ter, à leur frais, chacun un pauvre malade, pendant la
durée de la saison des eaux.

MM. les docteurs des cantons appelés à fournir un indigen,
sont instamment priés de prendre connaissance dèsdits articles, afin de faire jouir à tems, de cette faveur, les indigens
appelés; ils seront désignés sur le rapport qui en sera fai
au Médecin-Inspecteur , conformément aux dispositions d
articles précités.

jaunâtre ; ses jambes étaient œdématiées le soir , et
surtout la droite , dont l'engorgement annonçait une
affection de l'organe hépatique ; l'épigastre était douloureux par la pression , l'hypocondre droit soulevé,
engoué et non douloureux.

D'après une sévère analyse , l'état morbifique de
Raffi me parut tenir à l'atonie des organes gastriques ,
avec foyer gastrique bilieux : les indications se dédui-
saient donc de cet état de choses , et les toniques et les
purgatifs devaient les remplir avec avantage. Les eaux
minérales de la source me parurent réunir toutes les
conditions et devoir même agir plus efficacement. Les
premiers jours elles excitèrent des vomissemens copieux
d'une bile porracée ou d'un jaune foncé; les excrétions
alvines furent abondantes , et présentèrent les mêmes
caractères. Le malade ne resta que quinze jours à
l'établissement , et pendant ce tems il recouvra ses
forces, son appétit, et la couleur naturelle de sa peau:
le 15 septembre il jouissait de sa santé ordinaire. (1)

SEPTIÈME OBSERVATION.

Colique Hépatique.

Le sieur Lafargue , de St. Vincent, canton de Solers,
arrondissement de Mauriac , département du Cantal ,
m'a été adressé par M. Montjoly, docteur en médecine
de St.-Martin-Velmeraux, le premier septembre, pour
lui donner mes soins pendant le cours des eaux. Cet

---

(1) Il avait vomi et s'était purgé avant de se rendre à
l'établissement,

individu, âgé de cinquante-quatre ans, d'un tempérament bilieux-nerveux, « est affecté, me dit son médecin,
d'une colique qui lui paraît tenir d'une disposition
calculeuse , de l'humeur bilieuse et du spasme des
réservoirs naturels de cette humeur , à la guérison de
laquelle les eaux de votre établissement m'ont paru
convenir. » En conséquence de cette opinion , le malade fut soumis à leur usage pendant vingt jours , à la
dose de deux à trois litres par jour , en trois prises
chaque matin.

Elles ont décidé de copieuses évacuations par les
selles d'une bile tenace, épaisse, et où l'on remarquait
des petits corps de figure irrégulière, de la consistance
de la cire un peu ramollie , et dont l'expulsion a mis
fin à sa colique périodique. Il est sorti de l'établissement
parfaitement satisfait de ce remède.

Il m'écrit, à la date du 22 novembre dernier, « q' 3
« sa fraîcheur et son appétit ne se démentent pas ,
« qu'il n'a plus éprouvé aucune atteinte de colique ,
« qu'il n'est plus constipé depuis les eaux , et qu'il a
« formé la résolution de les boire encore à la saison
« prochaine , où il espère de se rétablir en entier. »

L'observation m'a mis à même , pendant la saison ,
de voir, chez différens malades, des évacuations bilieuses , qui présentaient beaucoup d'analogie avec les
excrétions du Sr. Lafargue : cet effet, plusieurs fois re-
produit sur le sieur Lacaze, aubergiste , de la ville de
Cahors, lui faisait dire , toutes les fois que cette émis-
sion avait lieu : *aujourd'hui les eaux me sont passées dans
le département de la bile* ; expression vraiment énergique

qui a été renouvelée dans la suite, sur le même ton,
par tous ceux en qui les eaux avaient produit cet effet.

C'est sans doute à leur action tonique, purgative
et fondante, qu'elles doivent leur propriété éména-
gogue et d'exciter le flux hémorroïdal. Je pourrais
multiplier ces exemples; j'aurais notamment, pour
autorité de ce dernier phénomène, une dame de
l'ancienne vicomté, et un notaire et maire de l'arrondissement de Cahors (Lot). Ce flux fut même si im-
modéré chez cette dame, qu'il fallut user d'un régime
et de quelques moyens pour le contenir. Plusieurs
personnes du sexe furent contraintes de suspendre
l'emploi des eaux, par l'apparition prématurée des
purgations ordinaires: elles parurent, pour la première
fois, chez une jeune pubère, pendant le cours des
eaux, et mirent fin à une chlorose bien déterminée.

HUITIÈME OBSERVATION.

Atonie des organes gastriques ; tendance à l'hypocondrie.

M. *Bru*, de Lauzerte, département de Tarn-et-
Garonne, âgé de 23 ans, doué de beaucoup de sensi-
bilité, qu'il avait, sans doute exaspérée par ses exer-
cices littéraires auxquels il se livrait habituellement,
et par des peines de l'ame long-tems soutenues, se
plaignait, depuis plus d'un an, d'une douleur au
creux de l'estomac, mais dont l'exploration ne laissa
remarquer aucun vestige d'affection organique de cette
partie, ni d'aucun autre point de la région abdomi-

nale. A ce symptôme se joignait l'inappétence , la constipation , le dégoût pour toutes choses , surtout pour ses occupations ordinaires, le découragement et quelquefois des idées sombres ; il préférait la solitude aux agrémens de la société ; son ventre applati et presque collé à l'épine, laissait remarquer le battement des principales artères abdominales ; sa respiration était parfois un peu pénible.

Cet état morbifique des viscères a été traité avec succès par les eaux de la source minérale ; la dose ne fut jamais moindre de six verres. Les quatre premiers jours de leur emploi, le malade n'obtint d'autre résultat qu'une selle assez copieuse , le matin à son lever , fort liquide. Le sixième jour, il fut pris de la fièvre, dont l'influence devait ramener l'équilibre des forces dans tous les systêmes organiques : nous suspendîmes les eaux.

Le ventre fut moins applati , et un état d'orgasme gastrique fit recourir à un vomitif ; ce remède produisit un effet tel que la fièvre fut supprimée après les évacuations considérables de matières bilieuses. M. *Bru* reprit les eaux le deuxième jour ; elles produisirent des évacuations alvines, copieuses, jaunes et poisseuses. Successivement, l'appétit du malade fut meilleur ; le caractère enjoué remplaça la taciturnité ; ses idées sombres disparurent ; le désir de la récréation qu'il trouva dans les sociétés honnêtes où il était engagé , fesait une partie de ses délices ; enfin, cette maladie , qui avait échoué aux remèdes les mieux dirigés par plusieurs médecins éclairés, céda aux eaux minérales de l'Etablissement.

NEUVIÈME OBSERVATION.

Fièvre lente strumeuse.

Une fille de Sénaillac, arrondissement de Cahors, département du Lot, âgée de 22 ans, dépérissait lentement ; cette étisie, dont la cause résidait dans les humeurs lymphatiques et l'atonie générale, avait fait succomber, depuis peu, une sœur de la malade ; elle était signalée par les sueurs matutinales, l'amaigrissement, la chaleur de la paume des mains, la diminution de l'écoulement sexuel, et d'un engorgement de l'articulation du genou gauche, qui n'était presque pas douloureux et sans inflammation. Cette maladie persistait depuis six mois.

La malade avait perdu l'appétit et ses forces étaient déchues ; un traitement méthodique avait échoué, et l'état morbifique de l'intéressante malade fesait de nouveaux progrès.

Déconcerté par l'inefficacité des remèdes qui avaient été employés contre cette maladie, le médecin ordinaire de la malade jugea convenable de la livrer à l'usage des eaux de Gramat, à la dose de huit verres par jour, en trois prises, dans la matinée. Une lueur de succès l'engagea à porter les eaux de douze à quinze verres par la suite. L'effet ne tarda pas à être décisif : la soif fut moins forte, ainsi que la chaleur ; l'appétit reparut ; les menstrues furent plus copieuses, et s'annoncèrent le 11ᵉ jour ; la sueur était moins fétide, et tous les symptômes moins intenses. La malade rendit beaucoup de glaires et de bile par les selles ; ses forces se rétablirent de jour en jour, l'affection locale céda au pouvoir des eaux qu'elle but pendant dix-huit jours ; le 25, elle jouissait d'une parfaite santé.

DIXIÈME OBSERVATION.

Ophtalmie séreuse.

La fille de *Simonet*, maréchal, de Gramat, âgée de dix à douze ans, affectée d'une ophtalmie chronique, s'est présentée à l'établissement des eaux minérales le 25 août dernier ; l'inflammation occupait principalement les paupières, les larmes étaient abondantes et très-acrimonieuses.

L'usage des eaux, à la dose de quatre jusqu'à dix verres, fit disparaître cette fluxion dans l'espace de quinze jours. Les évacuations alvines et l'abondance des urines ont opéré une heureuse révulsion. Nous avons eu plusieurs maladies de ce genre, ou subordonnées à un foyer gastrique, qui ont cédé à ce moyen.

ONZIÈME OBSERVATION.

Goître amendé par l'emploi des Eaux minérales.

Un jeune homme de Lapanonie, canton de Gramat, fut conseillé de boire les eaux pour une maladie autre que celle qui fait le sujet de cette observation. L'engorgement de la glande tyroïde présentait une grosseur double de ce qu'elle est naturellement ; rien n'attestait, chez cet individu, aucun vice des humeurs lymphatiques. Cette maladie était la suite d'une fluxion catharrale, déterminée par une imprudence que fit ce jeune homme, il y a environ 4 ans; il est âgé de 28 ans, d'un tempérament sanguin, né de parens sains et robustes. Il a bu les eaux quinze jours; elles ont opéré des évacuations abondantes par toutes les voies, et l'engorgement a été réduit de plus de moitié.

DOUZIÈME OBSERVATION

Ulcère à la jambe droite.

Un brassier, originaire de Sabadel, âgé de 35 ans, porteur d'une dartre phagédénique depuis deux ans, d'ailleurs très-vigoureux, a bu les eaux de Gramat pendant quinze jours; pendant leur usage, l'ulcère s'est détergé; des chairs d'un bel incarnat ont bientôt remplacé les chairs baveuses; l'engorgement et l'inflammation de l'extrémité se sont amendés considérablement; la suppuration a été dès-lors moins séreuse et moins âcre, et surtout moins fétide; la cicatrice était déjà avancée le 20 octobre; les évacuations alvines ont été abondantes, et nous avons lieu de croire qu'il serait guéri radicalement, s'il eût continué l'usage des eaux.

TREIZIÈME OBSERVATION

Ulcère scrofuleux.

L'individu qui est l'objet de cette observation est âgé de 30 ans, habitant de Sabadel. Sa maladie com-

mença par l'engorgement de plusieurs glandes jugu=
laires, qui suppurèrent par la suite, et successivement ,l'affection locale présenta tous les caractères des
ulcères scrofuleux;des croûtes jaunes et l'inflammation
locale lui donnaient l'aspect d'un ulcère dartreux.
La suppuration albuminoso-séreuse, très-abondante ,
et la longueur de cette maladie,avaient singulièrement
affaibli le malade; il était maigre, d'un teint olivâtre
et découragé. Il se rendit aux eaux le 20 août, et les
but à la dose de deux pintes dans la matinée.

Le 3e jour de leur administration,les selles et surtout
les urines devinrent copieuses; la suppuration aug-
menta considérablement. L'ulcère lui causait une forte
démangeaison ; successivement les croûtes tombèrent
en desquamation, et la cicatrice paraissait avancée
lorsqu'il quitta l'établissement ; il avait, d'ailleurs,
repris son appétit; ses forces étaient meilleures, ainsi
que son teint.

Je viens de présenter, avec confiance, mes observations
rédigées auprès des malades que nous avons reçus à la source
minérale, que l'art de guérir consacrera désormais au traitement des maladies chroniques, des viscères abdominaux,
et des maladies dépendantes des ingurgitations gastriques
que ramènent la succession des saisons et d'autres causes
particulières. En les livrant à l'impression, je n'ai point eu
l'intention de faire un éloge exagéré des vertus médicales de
ces eaux; tout ce que je dirais à cet égard, ne rendrait pas
plus authentique l'Analyse qui a été publiée en leur faveur,
ni les hommes de l'art plus aptes à fixer leur opinion sur
les vertus de ce nouveau remède. Ceux qui jugent les choses

avec impartialité et sans prévention, devineront le motif de
la publication de mon écrit : aussi n'ai-je point la préten-
tion de vouloir prévenir le lecteur sur la confiance qu'il doit
donner aux idées d'après lesquelles j'ai fait en sorte de présenter un système-pratique, propre à signaler la vertu des
eaux ; je le supplie instamment de recourir à l'expérience
avant de me condamner. Au reste, j'adresse cette Notice aux
personnes de l'art, sages et honnêtes, qui voudront bien
apporter à sa lecture un esprit libre de prévention et un
cœur sans amertume. Si parmi quelques-unes des observations, il en est une seule qui puisse fixer leur opinion,
une seule qui fasse penser que je ne suis pas tout-à-fait in-
digne de l'honorable mission qui m'a été confiée, et que j'ai
acceptée avec une grande défiance de moi-même, je serai
content, j'aurai touché le but que je me suis proposé d'at-
teindre. Il y aura peu de mal, si les autres se forment une
idée différente de mes intentions ; ils pourront même se dis-
penser de me lire, car ce n'est pas pour eux que j'ai écrit ;
il m'importe fort peu qu'ils m'approuvent, ou qu'ils me
blâment. Il est des hommes indifférens, de qui l'opinion ne
peut tourner ni au profit, ni au désavantage de l'amour-
propre.

Au demeurant, je n'eus jamais l'intention de m'ériger en
auteur ; et en eussé-je été tenté, l'insuffisance de mes talens
eût été le préservatif le plus sûr d'une vanité aussi ridicule.
Remplir mon devoir, satisfaire à la tâche que m'impose
l'honorable poste que Sa Majesté a daigné me confier ; payer
mon trib· à la science médicale, en remplissant les vues
du Gouvernement (1), tels sont les motifs qui m'ont déter-

____

(1) Les Inspecteurs des *sources* minérales adresseront, chaque année,
au Ministre de l'intérieur, l'analyse des maladies des personnes qui se
seront présentées aux eaux ; le traitement qu'elles auront subi, et les
résultats qui en auront été obtenus. *Arrêté du Gouvernement du* 29
floréal an 7, *concernant les sources et fontaines d'eaux minérales.*
Articles 3, 6 *et* 7 *de l'arrêt du Conseil-d'État du* 5 *mai* 1781.

miné à présenter l'histoire de quelques maladies qui ont été traitées avec succès par les eaux minérales salino-acides de Gramat.

Il ne suffit pas de connaître la nature d'une eau minérale, pour être en état de déterminer toutes ses propriétés médicales; les effets salutaires qu'elle peut produire dans telles ou telles maladies, qui exigent qu'on l'emploie avec précaution, quelquefois même, que l'on renonce entièrement à cette espèce de remède. L'expérience nous donne des connaissances solides sur tous ces objets. Toutefois, l'heureux emploi d'un tel moyen ne pourra jamais être bien dirigé, sans la connaissance exacte de la nature morbifique de l'intensité de la maladie, de son siège, de son type et de ses progrès, où doivent aussi, indispensablement, concourir les notions les plus exactes des tempéramens des malades qui doivent faire le sujet spécial de ces observations.

De tels objets méritent la plus grande attention, pour prévenir les désordres qui résulteraient de l'administration intempestive d'une eau minérale quelconque. De telles erreurs introduisent, dans les organes gastriques, une irritation plus ou moins vive, qui exaspère ou énerve les forces vitales, d'où resultent des accidens ou des maladies plus ou moins graves, selon le dégré de lésion des forces du principe vital, et l'espèce de systême ou d'organe sur lequel se réfléchit l'affection sympathique. C'est à cette cause que j'ai dû, cette année, rapporter des douleurs gravatives de la tête, purement nerveuses, des fièvres gastriques, des fluxions catharrales de poitrine, et des fièvres nerveuses de mauvais caractère, chez des personnes que j'aurais renvoyées de l'établissement, si j'avais été consulté à tems.

Je sais qu'en publiant ce recueil, je m'expose, malgré la bonne foi que je me suis imposée et la véracité des observations qu'il renferme, à la censure de quelques hommes d'autant plus singuliers, qui ne veulent pas convenir, malgré la vérité qui les entraîne, que ces eaux soient minérales;

ils luttent journellement, mais par de vains efforts, contre
l'authenticité de l'Analyse deux fois opérée par des hommes
d'une célébrité hors de toute atteinte. Je m'expose donc avec
les mandataires de la science chimique, quelque exacts
qu'ils aient été dans leurs travaux et leurs résultats, aux
objections les plus insensées, et aux contradictions des amis
des idées singulières et paradoxales, qui dédaignant, du
haut de leur scepticisme, les vérités reconnues, possèdent
l'art de donner à leurs doutes orgueilleux et à leurs hardies
et mensongères conceptions, des couleurs piquantes et spé-
cieuses, mêlées de diffamations : mais ce sera en vain que
ces sophistes lutteront contre les principes chimiques et les
lumières d'une Faculté de Médecine dont l'opinion écrite
écrase ces prétendus réformateurs, et fixe la renommée
minérale à la source de Gramat.

« Ces eaux contiennent, dit la Faculté de Médecine de Paris,
« des sulfates de soude, de magnésie et de chaux; des car-
« bonnates de chaux et de magnésie, de muriate de
« magnésie et d'acide-carbonique, et peuvent être em-
« ployées dans les maladies atoniques, spécialement dans les
« engorgemens des viscères abdominaux, les maladies scro-
« fuleuses, et autres affections qui sont si souvent rebelles
« au traitement ordinaire.

« M. le docteur et professeur Dubois estime aussi qu'elles
« sont purgatives, dieurétiques, stomachiques, fondantes,
« propres à détacher les glaires, et à combattre les engor-
« gemens des viscères.

« Il est à désirer, ajoute la Faculté de Médecine de Paris,
« que les médecins du pays en prescrivent l'usage; qu'ils en
« étudient les effets, et concourent à en répandre la con-
« naissance. »

C'est ainsi qu'éclairé par les lumières de ces autorités
célèbres, j'ai pu faire, avec sécurité, l'heureuse application
de ce nouveau remède au traitement des maladies chroni-

ques des personnes que nous avons reçues pendant la saison consacrée aux eaux. Nous avons traité avantageusement, comme on l'a vu, des engorgemens viscéraux, des tumeurs glanduleuses, des fluxions, des ulcérations externes, des fièvres intermittentes rebelles, d'autres subordonnées à des congestions suburrales, et des états morbifiques, purement atoniques. Toutes ces diverses maladies ont éprouvé un grand amendement dans les symptômes par l'usage des eaux; mais le plus grand nombre des malades a été radicalement guéri par un assez long séjour à l'établissement.

Je me suis borné à donner l'histoire de ce nombre limité de maladies qui m'ont paru mériter le plus d'intérêt et être les plus propres à fixer l'opinion des médecins sur les propriétés des eaux minérales de Gramat, et à diriger l'emploi qu'ils pourront faire dans le traitement des maladies chroniques de ce nouveau moyen thérapeutique dont l'expérience proclame l'efficacité, en le subordonnant aux indications les plus précises et les plus naturelles. Les médecins devront toujours se rappeler, en l'administrant, qu'ils ne sont que les interprètes des lois de l'économie vivante; que leur pouvoir ne s'étend point à lui en prescrire de nouvelles; que la nature, ennemie de la contrainte, échappe à qui veut lui donner des entraves; que pour aller, d'un pas égal avec elle, au but qu'elle se propose, il faut suivre fidèlement sa marche, sans la devancer jamais; que l'art ne peut rien sur elle, s'il ne lui reste constamment asservi; et qu'au contraire, il devient vraiment maître de ses efforts, lorsque son ministère, entièrement subordonné aux desseins de la nature, se forme et se règle d'après les intentions pures et saines qui la dirigent. Ce principe, qui fesait le dogme fondamental de la doctrine du père de la médecine, doit être le vrai guide dans l'emploi des eaux minérales, qu'il faudra toujours subordonner aux indications de la nature de la maladie qui les réclame : c'est ce seul principe, au reste, qui se soit soutenu, sans altération, à travers les ruines des

Hypothèses qui ont retardé les progrès de la médecine, et dont l'étonnante conservation fera la gloire des anciens, la honte des modernes, et le découragement de ceux qui viendront après nous.

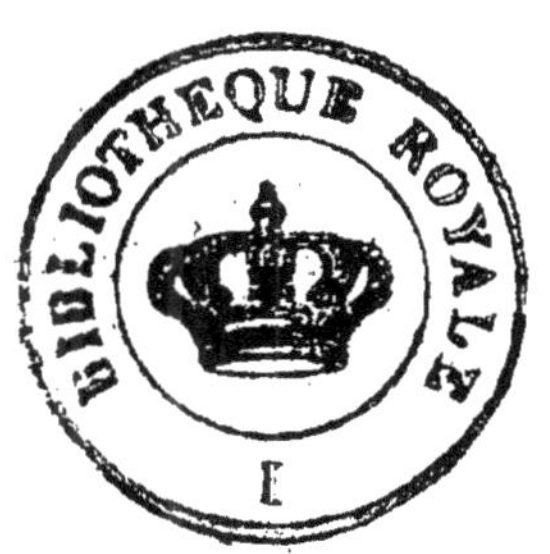